Erik Pinenla

Beneficios de la estimulación bimodal auditiva en niños

Erik Pinenla

Beneficios de la estimulación bimodal auditiva en niños

y diferencia frente al uso monoaural de implante coclear en niños con hipoacusias asimétricas/unilaterales

Editorial Académica Española

Imprint
Any brand names and product names mentioned in this book are subject to trademark, brand or patent protection and are trademarks or registered trademarks of their respective holders. The use of brand names, product names, common names, trade names, product descriptions etc. even without a particular marking in this work is in no way to be construed to mean that such names may be regarded as unrestricted in respect of trademark and brand protection legislation and could thus be used by anyone.

Cover image: www.ingimage.com

Publisher:
Editorial Académica Española
is a trademark of
Dodo Books Indian Ocean Ltd. and OmniScriptum S.R.L publishing group

120 High Road, East Finchley, London, N2 9ED, United Kingdom
Str. Armeneasca 28/1, office 1, Chisinau MD-2012, Republic of Moldova, Europe
Printed at: see last page
ISBN: 978-620-2-11934-4

DEDICATORIA

A Mónica López y Diego Pinenla, con especial atención y consideración por ser los padres ideales que Dios me otorgó y que desde pequeño inculcaron sus valores y animaron a cumplir las metas propuestas.

Erik Pinenla

AGRADECIMIENTO

A los docentes de la carrera de Terapia de Lenguaje por haber brindado sus conocimientos y despertar la motivación para llegar hacer un profesional de alto nivel.

Erik Pinenla

ÍNDICE DE CONTENIDO

LISTA DE FIGURAS

LISTA DE ANEXOS

GLOSARIO

Las definiciones expuestas se obtuvieron de la página web Cochlea "Viaje al mundo de la audición".

1. **Complejo olivar superior:** centro de integración y regulación de la información auditiva ascendente y descendente.

2. **Impedancia:** resistencia que opone un medio a las ondas sonoras que se propagan sobre este.

3. **Lemnisco lateral:** axones que llevan información desde el núcleo coclear a varios núcleos del tronco encefálico y finalmente al colículo inferior contralateral.

4. **Núcleo geniculado medial:** parte del tálamo auditivo que representa el transmisor entre el colículo inferior y la corteza auditiva primaria.

5. **Percepción auditiva:** capacidad para recibir e interpretar la información que llega a los oídos mediante ondas de frecuencia audible transmitidas por el aire u otro medio.

6. **Prueba objetiva de audición:** test que informa el funcionamiento de las diferentes estructuras de la vía auditiva y no requiere de la colaboración del paciente.

7. **Prueba subjetiva de audición:** test que se aplica con el fin de observar un cambio de comportamiento en el paciente ante la presencia de un estímulo y es realizado para establecer el umbral auditivo.

8. **Plano coronal:** referencia de división del cuerpo en posición anatómica en secciones ventral y dorsal (estómago y espalda).

9. **Umbral auditivo:** intensidad audible mínima.

10. **Transducción:** transformación o cambio de un tipo de señal o energía en otra de distinta naturaleza.

11. **Tonotopía:** propiedad de ciertas células ciliadas que permiten el análisis frecuencial sonoro.

ABREVIATURAS

1. **ATL:** audiometría tonal liminal
2. **CAE:** conducto auditvo externo
3. **MT:** membrana timpánica
4. **HNS:** hipoacusia neurosensorial
5. **BSQ:** binaural squelch effect
6. **HSE:** head shadow effect
7. **BSU:** binaural summation effect
8. **IC:** implante coclear
9. **RM:** resonancia magnética
10. **OMS:** Organización Mundial de la Salud
11. **CODEPEH:** Comisión para la Detección Precoz de la Hipoacusia
12. **CONADIS:** Consejo Nacional para la Igualdad de Discapacidades
13. **CRDP:** Convención Internacional sobre los Derechos de las Personas con Discapacidad

TÍTULO: Beneficios de la estimulación bimodal auditiva frente al uso monoaural de implante coclear en niños con hipoacusias asimétricas, Quito, octubre – marzo 2021.

Autor: Erik Fabricio Pinenla López

Tutora: Msc. Sylvia Ibeth Tapia Tapia

RESUMEN

La audición es el medio que permite el desarrollo del lenguaje oral, sin ésta el ser humano no podría comunicarse adecuadamente con su entorno. Entendiendo la importancia que la detección temprana de pérdidas auditivas tiene, además de los programas terapéuticos, se realizó un estudio sobre el análisis de las habilidades en discriminación auditiva que desarrollan los niños con hipoacusias asimétricas y la adquisición de características binaurales como el efecto sombra de la cabeza (HSE), silenciamiento binaural (BSQ) y sumación binaural (BSU). Los mismos que permiten la mejora de la percepción auditiva en distintas condiciones con relación a la señal y al ruido, asimismo, una reducción en los umbrales accediendo a mejor recepción de los sonidos del habla, así como estimular ambas vías auditivas y desarrollar la conciencia fonémica que facilitará la correcta ejecución de tareas lingüísticas. Se abordó conceptualizaciones respecto al sistema auditivo, psicoacústica, desarrollo evolutivo de la audición, procesamiento auditivo, adaptación infantil y binauralidad. El trabajo fue de tipo bibliográfico, exploratorio y explicativo. Finalmente, el estudio se basó en las investigaciones de los autores Dincer H, Lotfi Y, Aguirre L, García V y Aaron C, quienes concluyeron el beneficio innegable de la estimulación bimodal auditiva.

PALABRAS CLAVE: ESTIMULACIÓN BIMODAL AUDITIVA / IMPLANTE COCLEAR / NIÑOS.

TITLE: Benefits of bimodal auditory stimulation versus monaural use of a cochlear implant in children with asymmetric hearing loss, Quito, October - March 2021.

Author: Erik Fabricio Pinenla López

Tutor: MSc. Sylvia Ibeth Tapia Tapia

ABSTRACT

Hearing is the means that allows the development of oral language, without it the human being could not communicate adequately with his environment. Taking into consideration that early detection of hearing loss is very important, in addition to therapeutic programs; a study was conducted on the analysis of hearing discrimination skills developed by children with asymmetric hearing loss and the acquisition of binaural characteristics such as: the head shadow effect (HSE), binaural squelch (BSQ) and binaural summation (BSU). These characteristics allow the improvement of auditory perception in different conditions in relation to the signal and noise, likewise, a reduction in the thresholds accessing better reception of speech sounds, as well as stimulating both auditory pathways and developing phonemic awareness that will facilitate the correct execution of linguistic tasks. Conceptualizations regarding the auditory system, psychoacoustics, evolutionary development of hearing, auditory processing, child adaptation and binaurality were addressed. This research work was bibliographic, exploratory and explanatory. Finally, the study was based on the research of the authors Dincer H, Lotfi Y, Aguirre L, García V, and Aaron C, who concluded the undeniable benefit of bimodal auditory stimulation.

KEYWORDS: BIMODAL AUDITORY STIMULATION / COCHLEAR IMPLANT / CHILDREN.

INTRODUCCIÓN

El proceso continuo de recepción de información sensorial auditiva en los niños facilita el acceso a estímulos verbales y no verbales, esta acción genera una retroalimentación constante con su entorno próximo, que desarrolla, perfecciona e incrementa su lenguaje (1); de tal manera que, la alteración auditiva causa deficiencias en las capacidades percepto-auditivas para reconocer, discriminar e integrar los estímulos, incidiendo directa y significativamente en sus habilidades lingüísticas. (2)

Las hipoacusias asimétricas interfieren desde el desempeño auditivo frente a señales acústicas básicas, hasta características temporo-espaciales en condiciones complejas al ruido. Es por ello que la falta de atención temprana y la adaptación de ayudas auditivas, causan en el niño un déficit de percepción del medio acústico. (3-4)

La finalidad del presente trabajo es establecer los beneficios de la estimulación bimodal auditiva frente al uso monoaural de implante coclear en niños con hipoacusias asimétricas; asimismo, analizar las características binaurales y determinar la destreza en discriminación acústica verbal. (5)

El presente trabajo está dividido en 4 capítulos:

Capítulo I: formado por la definición del problema, antecedentes, formulación del problema, preguntas directrices, objetivo general, objetivos específicos y justificación.

Capítulo II: compuesto por el marco teórico, que describe conceptos como: sistema auditivo, psicoacústica, desarrollo evolutivo de la audición, binauralidad, procesamiento auditivo del habla, hipoacusia infantil, adaptación auditiva infantil en hipoacusias, estimulación bimodal auditiva y fundamentación legal.

Capítulo III: formado por el marco metodológico: tipo de investigación, criterios de inclusión y exclusión, limitaciones, recursos humanos, materiales, tecnológicos y económicos y consideraciones éticas.

Capítulo IV: compuesto por la discusión, conclusiones y anexos.

CAPÍTULO I

EL PROBLEMA

1.1 Definición del problema

Según la OMS, pérdida auditiva es una alteración sensorial que afecta a 466 millones de personas a nivel mundial, de las cuales 34 millones son niños. Se estima que para el año 2050 una población superior a 900 millones padecerá problemas de audición incapacitantes, causando serios compromisos en el desarrollo del lenguaje, capacidad comunicativa e interacción social. (6)

De todas las pérdidas auditivas, las hipoacusias bilaterales sin importar el grado de severidad, han recibido mayor atención, generándose poca información sobre otras variantes de hipoacusia; por esta razón, surgió la necesidad de realizar una investigación que se centra en los problemas auditivos asimétricos. Bien lo resalta la CODEPEH en el año 2017, publicando que 1 de cada 1000 recién nacidos padecen hipoacusia asimétrica, la cual podría ser diagnosticada tardíamente, provocando problemas en el desarrollo lingüístico. (7)

Por consiguiente, la hipoacusia asimétrica es una patología que destaca por provocar alteraciones en el desarrollo del lenguaje comprensivo y expresivo, además, de repercutir en procesos cognitivos y ejecutivos como la atención y memoria. Estas funciones son necesarias para desarrollar las habilidades lingüísticas vinculadas a procesos de aprendizaje (8). A continuación, se exponen algunos estudios relacionados con el problema planteado.

Aaron, C. et al (9) en su estudio "La estimulación bimodal temprana beneficia la adquisición del lenguaje para niños con implantes cocleares", mencionaron la importancia de conocer las características binaurales que ofrece el uso combinado del IC y el audífono al momento de desarrollar la conciencia fonémica, considerada una habilidad básica para un adecuado desempeño lingüístico y la instauración del aprendizaje.

Poveda, T. (10) en su tesis "Implante coclear en niños de 3 a 5 años: Manual de estimulación de lenguaje oral para docentes" e Ipiales, D. (11) "La discriminación auditiva y su incidencia en el proceso de lectura de los niños/as de 4 a 5 años", concluyeron sobre el desconocimiento de los docentes hacia los beneficios que brindan las ayudas auditivas respecto al audífono e implante coclear, incluyendo las habilidades binaurales que los niños requieren para su desempeño eficaz en tareas lingüísticas como la lectoescritura. De esta forma, demostraron la importancia de la información y capacitación de los profesionales.

En Ecuador según datos proporcionados por el CONADIS, para julio del 2020 se registró un 14.05% de personas con problemas auditivos, ocupando el tercer puesto de condiciones discapacitantes en el país; esto evidencia la importancia de la problemática y justifica todos los esfuerzos que se realicen para conocer a profundidad la patología. (12)

Después de lo planteado, resulta importante investigar sobre los beneficios de la estimulación bimodal auditiva, debido a los resultados positivos que evidencia este tipo de intervención terapéutica, esto garantizará de alguna manera que los programas de prevención, diagnóstico y rehabilitación sean exitosos.

1.2 Antecedentes

En años recientes el uso de la estimulación bimodal auditiva ha tomado relevancia para la rehabilitación de las hipoacusias asimétricas y unilaterales. Marsella, P. et al (13) en su estudio del 2015 "Papel de la estimulación bimodal para el desarrollo de habilidades auditivo-perceptivas en niños con un implante coclear unilateral", agrupó un total de 39 niños de 12 a 36 meses, divididos en dos grupos, 21 usaban IC y 18 utilizaban IC más audífono. Los resultados obtenidos evidencian la eficacia del método bimodal, el cual permitió el aumento de audición binaural y adquisición de los hitos básicos auditivos, así como la mejora en habilidades de localización y discriminación verbal en ambiente ruidoso, resultados que difieren con la población adaptada con un IC.

Del mismo modo, la tesis doctoral realizada por Sanhueza, I. (14) acerca de la "estimulación bimodal auditiva", estableció una población dividida en dos grupos, la primera conformada por 31 niños con hipoacusia asimétrica con escenarios distintos usando audífono e IC indistintamente, y la segunda con 30 niños con IC unilateral con pérdida bilateral profunda. Se aplicó pruebas subjetivas como la ATL y verbal, además, se realizó cuestionarios para valorar la calidad de vida. De manera individual los resultados reflejados por los usuarios bimodales siempre fueron superiores a ambos grupos que mantuvieron la característica de monoauralidad. En función de los cuestionarios se concluyó el beneficio bimodal ya que cada niño percibió una reducción de su discapacidad al realizar tareas diversas.

En la misma línea, Wook, S. et al (15) en su estudio evidenciaron una mejor percepción del habla al aplicar dos listas de 25 palabras monosilábicas a 65 niños, en tres condiciones de ruido (frontal y a los dos extremos indistintamente). El test inicia mediante el uso individual del IC y posteriormente en condiciones de bilateralidad y bimodalidad, determinando resultados favorables para la población bilateral y bimodal a diferencia del uso exclusivo del IC en un oído.

Finalmente, la similitud de los resultados de las investigaciones sobre los beneficios e importancia de la binauralidad, demuestran datos importantes para realizar una investigación que según la revista española "Oímos", enfatiza el valor de la implantación de un IC en hipoacusias asimétricas o unilaterales, debido a que evita problemas de percepción auditiva que antes se negaban de manera errónea, porque se creía que los restos auditivos de su oído contralateral podía compensar el déficit del oído afectado. (16)

1.3 Formulación del problema

¿Qué beneficios tiene la estimulación bimodal auditiva frente al uso monoaural de implante coclear en niños con hipoacusias asimétricas?

1.4 Preguntas directrices

1. ¿Cuáles son las características binaurales que desarrollan los niños con estimulación bimodal auditiva frente al uso monoaural del implante coclear?
2. ¿Cuál es la destreza en la discriminación auditiva verbal en niños con estimulación bimodal auditiva frente al uso monoaural del implante coclear?

1.5 Objetivos

1.5.1 Objetivo general

Establecer los beneficios de la estimulación bimodal auditiva frente al uso monoaural de implante coclear en niños con hipoacusias asimétricas.

1.5.2 Objetivos específicos

1. Analizar las características binaurales que desarrollan los niños con estimulación bimodal frente al uso monoaural del implante coclear.
2. Determinar la destreza en discriminación auditiva verbal en niños con estimulación bimodal auditiva frente al uso monoaural del implante coclear.

1.6 Justificación

La importancia del presente trabajo investigativo radica en la información actual y específica, acerca de la población infantil con pérdida asimétrica y el constante avance técnico-científico para dar solución a la misma. Además, sirve de referencia informativa para ramas profesionales afines, en la cual se expone en detalle investigaciones realizadas en años recientes. Asimismo, es factible ya que cuenta con la suficiente bibliografía que estipula la Guía Metodológica de Trabajos de Investigación Bibliográfica y Documental (IBD).

En la actualidad la investigación tecnológica ha trascendido el área de la neurofisiología auditiva con la innovación del método estimulación bimodal auditiva, el cual funciona mediante la combinación de señales acústico-eléctricas por el uso de audífono e implante coclear respectivamente. Esto con el objetivo de brindar beneficios importantes como el reconocimiento de sonidos y el incremento en la capacidad de escucha en ambiente silente o con ruido (17). Además de instaurar las características binaurales las cuales permiten una audición competente y una facultad de comprensión del mensaje en cualquier condición acústica. (4)

La pertinencia se enfoca hacia el desarrollo de las bases comunicativas y lingüísticas que ofrece la estimulación bimodal auditiva a los niños, con el fin de evitar deficiencias en las habilidades audio-perceptivas que afecten a los ámbitos social, psicológico y académico; este último debido a la fatiga cognitiva por la falta de comprensión del mensaje. (13)

Por último, el presente trabajo busca establecer los beneficios del sistema bimodal auditivo, el cual permite prevenir la degeneración neuronal vinculada a la privación acústica, potenciar la capacidad auditiva para un óptimo desarrollo de las habilidades lingüísticas y cognitivas gracias al restablecimiento binaural y mejorar la calidad de vida de los pacientes, así como su incorporación a la sociedad. (4), (17)

CAPÍTULO II

MARCO REFERENCIAL

2.1 Sistema auditivo

Constituye el sistema aferente del medio externo que permite la recepción e interpretación de los sonidos, especialmente la comprensión verbal que facilitará el acto comunicativo. Está conformado de estructuras externas e internas que en conjunto llevan a cabo un continuo proceso de transformación de la energía acústica. (1)

2.1.1 Porción periférica

Cumple la función de captar y percibir el mensaje acústico del medio ambiente, mediante procesos consecutivos de transducción de la energía sonora en las diferentes porciones que la constituyen: oído externo, medio e interno. (18)

2.1.1.1 Oído externo

Compuesto por el pabellón auricular, estructura cóncava, posee irregularidades que permite la captación del sonido ambiental, ya sea de origen anterior o posterior en referencia al plano coronal del cuerpo. (19)

El conducto auditivo externo inicia en la concha del pabellón auricular, estructura a manera de embudo que capta y dirige la onda acústica a través del conducto que posee alrededor de 2,5 cm. Además, tiene 2 tipos de porciones: el 1/3 externo constituido de cartílago y los 2/3 posteriores correspondientes a la porción ósea. (20)

2.1.1.2 Oído medio

Constituido inicialmente por la membrana timpánica, la cual recepta y transmite la onda sonora hacia la ventana oval (energía mecánica), mediante estructuras óseas consecutivas como el martillo, yunque y estribo. Éstas permiten el proceso adaptador de impedancias con el oído interno, debido a que brindan una ganancia amplificadora por la discrepancia de condiciones en ambas porciones del oído (medio aéreo y liquido), el cual permite evitar una pérdida de la señal. (19-20)

2.1.1.3 Oído interno

Establecido por dos porciones, la posterior está constituida por los canales semicirculares (utrículo y sáculo) encargados de la función del equilibrio y la porción anterior se refiere al órgano de la audición propiamente dicho (cóclea o caracol). El oído interno determina el final del sistema auditivo periférico. (1)

Cóclea y órgano de Corti

Se llama cóclea al órgano cuya forma espiral enrolla al órgano de Corti del cual nace el nervio auditivo y es considerado el núcleo central de la audición. Se encuentra establecido por dos estructuras: el laberinto óseo, formado por los canales semicirculares, el vestíbulo y la cóclea. Dentro de la última está el laberinto membranoso conformado por la membrana basilar y de Reissner, la mismas darán lugar a la conexión de las rampas vestibular, media y timpánica (18), (21). Sobre la membrana basilar se localizan dos tipos de células denominadas de soporte y sensoriales debido a su función, las cuales transformarán la energía acústica a un estímulo eléctrico. (20)

2.1.2 Porción central

Constituida por dos porciones: la vía auditiva que permite la transmisión del mensaje y los centros auditivos de la corteza cerebral donde ocurre la interpretación del mensaje acústico proveniente del medio ambiente. (18)

2.1.2.1 Vía auditiva

Ruta ascendente por medio de fibras axonales nacidas de la porción terminal de las células ciliadas dirigidas al tallo cerebral. Se determina el primer punto de relevo a nivel del ángulo pontocerebeloso, el cual penetra el puente encefálico hacia los respectivos núcleos cocleares. El segundo relevo es el colículo inferior, encaminado por fibras a manera ipsilateral y contralateral por medio del complejo olivar superior y en ascenso del lemnisco lateral. Finalmente, el tercer relevo en el núcleo geniculado medial. (18)

Vía encargada de analizar los componentes físicos de la señal acústica por medio de las características tonotópicas de la señal sonora. Además, posee la habilidad de localización del sonido debido a la intercomunicación de ambas vías y el efecto de llegada en cuanto al tiempo y posición de la señal. (21)

2.1.2.2 Corteza cerebral

Constituida por el área primaria (41 y 42 de Brodman), el cual permite reconocer los sonidos físicos como intensidad, tono y timbre. Además, se complementa con el área secundaria llamada zona de Wernicke, que permite la interpretación verbal. (1), (18)

2.2 Psicoacústica

Permite el análisis de las cualidades físicas del sonido y la manera en cómo percibe e interpreta el cerebro dichos rasgos acústicos dirigidos como impulsos eléctricos, pues involucra la psicología y propiedades físicas que causan la varianza en todos los sonidos. (22)

Aspectos de interés para comprender el proceso psicoacústico, son los siguientes:

Características determinantes a la psicoacústica

Existe una variedad de características en correlación a la psicoacústica, como se observa a continuación.

- **Umbral de audibilidad:** intensidad y frecuencia mínima percibida por el oído, el intervalo de percepción de mayor sensibilidad va desde 500 Hz a 3000 kHz.
- **Bandas críticas:** la capacidad auditiva de discriminar dos o más frecuencias de manera simultánea.
- **Duración:** es objetiva debido a que es posible la medición del tiempo o subjetiva según el grado de decibeles y frecuencias que percibe la persona.
- **Resolución temporal:** capacidad de detectar interrupciones en un sonido producidos por cambios en micras de segundos, tales como variación de la señal de acuerdo al tiempo y duración de estímulos.
- **Localización:** capacidad binaural para detectar la ubicación entre espacio y tiempo.
- **Lateralización:** facultad para analizar el origen acústico de las fuentes y su dirección, mediante la ubicación lateral. (24)

2.3 Desarrollo evolutivo de la audición

Es el primer sentido a desarrollarse durante la gestación con umbral mínimo de percepción, donde el feto puede reconocer la voz de su madre. El umbral auditivo sufre transformaciones desde el nacimiento hasta la adultez, el propósito del apartado es conocer el desarrollo auditivo de acuerdo al tipo de información acústica percibida, pues se observa las siguientes relevancias. (22)

Habilidades auditivas según el desarrollo auditivo
- **Sensibilidad auditiva:** marcada diferencia en función de la edad, niños de 3-6 meses perciben frecuencias conversacionales en 250 a 8000 Hz.

- **Procesamiento frecuencial:** abarca dos aspectos sujetos a análisis:

  Selectividad frecuencial: discrimina un tono en ambientes con interferencia de otros ruidos, un niño de 6 años tiene la misma capacidad que el adulto.

  Discriminación frecuencial: reconoce las diferencias de dos sonidos de distinto tono de manera secuencial.

- **Procesamiento temporal:** procesos de atención a cambios de la onda acústica como interrupciones, fluctuaciones y variaciones de duración.

- **Procesamiento binaural:** permite que el bebé localice la proveniencia de los sonidos y detecte la señal sonora en ambientes ruidosos. (25)

2.3.1 Rasgos segmentales y suprasegmentales

Cualquier idioma está constituido por rasgos áfonos y fónicos, estos permiten el desarrollo de capacidades para escuchar, hablar, leer y escribir. La competencia fónica facilita la conglomeración de distintas características acústicas con el fin de producir y reconocer determinados sonidos, silabas, palabras y frases. (23)

Rasgos suprasegmentales

- **Acento:** entonación especial en sílabas elegidas como consecuencia de tensión aero-muscular y tonicidad.

- **Entonación:** implica el análisis de una frase en la que se produce una variabilidad en frecuencia de cada rasgo fónico, colocando como evidencia la intención del mensaje.

- **Ritmo:** reiteración de movimiento particular al compás o pausas en la que se expresa una elocución.

- **Duración:** viaje del sonido por medio de frecuencias en micras de segundos y de un fonema a otro. Estos rasgos contribuyen información imprescindible en frecuencia por debajo de 1000 Hz para la discriminación de los fonemas. (23-24)

2.3.2 Sonidos de Ling

Utilizados para reconocer la competencia verbal auditiva en consideración a la zona de lenguaje, llevada a cabo a dos metros de distancia. Dichos sonidos son /a/, /u/, /i/, /s/, /ch/, /m/, proporcionan datos de los rangos frecuenciales y también son usados para el mapeo auditivo en la adaptación optima del IC (1). A través de ellos también se puede:

- Medir los efectos de audibilidad en diversas condiciones como distancia y frecuencia.
- Si el niño escucha todos los sonidos, se concluye el rango completo de percepción verbal que propiciará una habilidad óptima para desarrollar el habla.
- Medir cualquier cambio en el aspecto audiológico o referente al funcionamiento de la amplificación. (1)

2.4 Binauralidad

Percepción auditiva realizada por ambos oídos y decodificada a través de las dos vías auditivas, llevando a cabo el análisis de las diferencias interaurales de las señales recibidas para así acceder a un mapa auditivo, en especial en ambiente con ruido. (4), (26)

2.4.1 Beneficio binaural en la percepción verbal

Binauralidad es la percepción de los sonidos por ambos oídos, permite dimensionar el origen de los estímulos y recrear un escenario auditivo, aunque el ambiente se encuentre en diferentes condiciones de ruido (4). Como se muestra a continuación en la Figura 1.

Figura 1. Habilidades binaurales y sus funciones

Beneficio binaural	Funciones
Efecto sombra de la cabeza	Dependiendo del volumen craneano, las diferencias de tiempo, intensidad y timbre del estímulo que se encuentra cercano al oído receptor, permitirá la reducción señal-ruido de su contralateral enmascarado y mejorará la inteligibilidad.
Silenciamiento binaural	A través de los centros auditivos cocleares se interpretan las señales recibidas en ambos oídos, de manera que, se reconocen estímulos verbales con significado y se realiza el filtro del ruido indeseado, este último permite centrar la atención al estímulo verbal por encima de los demás. Además, proporciona un incremento de 3 a 6 dB de la señal verbal frente al ruido.
Sumación binaural	Por la facultad de ambos oídos, el umbral mejora de 2 a 6 dB.

Fuente: Piedrahita, M. (22); Lekue, A. et al (26)

2.4.2 Beneficios de la binauralidad en la percepción de sonidos no verbales

Cuando una señal es interferida por un ruido ambiental, se decodifica la información en ambos oídos para detectar las características psicoacústicas, permitiendo mejorar las capacidades de decodificación del mensaje. (26)

Por consiguiente, la facultad de identificar la fuente sonora en el plano horizontal se da
por dos fenómenos descritos a continuación:

- La diferencia interaural de tiempo: captación inmediata del sonido en el oído más
  cercano a la fuente acústica, tardando más tiempo en llegar a su contralateral.
- Diferencia interaural de intensidad: con premisa del efecto sombra de la cabeza,
  se destaca que frecuencias mayores a 1kHz dificultan la difracción de la señal
  acústica. (24)

Además, la audición de un sonido a tres metros percibido de un solo lado es menor en
comparación al mismo sonido con la diferencia en respuesta de ambos lados debido que
ahora es escuchado a ocho metros en las mismas condiciones. Del mismo modo, se puede
evitar la fatiga subjetiva y la pérdida de atención cuando funcionan los dos oídos sin
problemas. Por consiguiente, la binauralidad permite el desarrollo activo de ambas vías
auditivas y previene la degeneración neural de los hemisferios temporales. (22)

Beneficios de la binauralidad en otros ámbitos

La binauralidad proporciona una mejor sensación sonora acompañada de un efecto
estéreo; al contrario, la escucha monoaural genera más estrés, pues requiere que el
individuo preste atención a una señal sonora difusa. (22)

Finalmente, recientes estudios recomiendan a la adaptación binauralidad como
tratamiento de los acúfenos o tinnitus, proporcionando una mejoría de hasta el 80%. (24)

2.5 Procesamiento auditivo del habla

Medwetsky, L. (27) considera importante la interacción de mecanismos auditivos y
cognitivos como la atención y memoria, en el lenguaje. Corroborando la importancia de
diversos factores para el procesamiento auditivo del habla Gail, R. (28) trata acerca de
tres mecanismos: procesamiento auditivo central, fonemático y lingüístico.

2.5.1 Procesamiento auditivo central

Serie de facultades competentes de preservación, refinación, análisis, modificación,
organización e interpretación de la señal sonora procedente del medio externo, hasta
llegar a la corteza auditiva primaria. Dichas facultades son: discriminación auditiva,
procesamiento temporal que incluye al reconocimiento de patrones auditivos y aspectos
temporales. Este último a su vez, comprende la integración, resolución, orden y
enmascaramiento temporal. Finalmente, el procesamiento binaural abarca habilidades de

localización y lateralización, además de señales acústicas competentes o degradadas, incluida la escucha dicótica. (22), (24)

2.5.2 Procesamiento fonemático

También conocido como conciencia fonémica, permite la comprensión de la unidad física de sonido a fonema (28). Las habilidades fonémicas que permiten dicho análisis, se encuentran a continuación en la Figura 2.

Figura 2. Habilidades fonémicas

Habilidad fonémica	Definición	Ejemplo
Segmentación	Facultad de dividir una palabra en sonidos (fonemas) individuales.	Palabra: vaca Separación de sonidos Fonemas: /v/ /a/ /c/ /a/
Mezcla	Facultad de síntesis luego de escuchar los sonidos aisladamente.	Fonemas: /v/ /a/ /c/ /a/ Unión de sonidos Palabra: vaca

Fuente: Gail, R. (28)

La conciencia fonémica sirve para el desarrollo recíproco de la conciencia fonológica y fonética (24), éstas son habilidades requeridas para el acceso a la lectoescritura.

Conciencia fonológica

El niño posee la facultad de enlazar las palabras y los sonidos, de manera que se genera conciencia de cada sílaba. De allí proviene el entusiasmo al escuchar su nombre y el de sus padres, prestar atención a llamados por su conducta y aprender nuevos fonemas día a día. (27)

Conciencia fonética

Capacidad del niño de enlazar las palabras con acciones o actividades de la vida diaria, desarrollando su habilidad para segmentarlas y reconocer los sonidos que las conforman. Como ejemplo concientizar la letra "p" se escucha /p/ como en la palabra – "papá". (27)

2.5.3 Procesamiento lingüístico

Proceso de recepción y emisión que inicia en el giro de Heschl, área de Wernicke, circunvolución angular y finalmente corteza prefrontal. Corticalmente el procesamiento auditivo-lingüístico se realiza en niveles o sistemas, así: léxico-auditivo, fonológico y semántico, estos tienen como función el reconocimiento de palabras vinculado con actividades mnésicas que permiten el uso del lenguaje oral. (23), (25)

2.6 Hipoacusia infantil

Patología auditiva de etiología congénita, genética o factores ambientales, que genera una dificultad en el desarrollo de lenguaje y sus consecuentes efectos en el aprendizaje y manejo social. (18)

2.6.1 Etiología

La hipoacusia se origina por diferentes factores, tomando como referencia el transcurso del tiempo se divide en prenatal, perinatal y postnatal.

Figura 3. Etiología de la hipoacusia

Prenatal	Perinatal	Postnatal
Virales (rubéola, varicela, sarampión, herpes, paperas). Bacterianas (sífilis congénita, tuberculosis). Parasitarias (toxoplasmosis). Tóxicas maternas (alcohol, tabaco, drogas, medicación ototóxica). Radiaciones ionizantes. Hipoacusias ligadas a síndromes.	Hipoxia neonatal. (desprendimiento prematuro de la placenta, prolapso de cordón, embarazo prolongado). Hiperbilirrubinemia. Traumatismos de peñasco. Prematuridad extrema (menor a 32 semanas de gestación). Bajo peso al nacer menor a 1500 gramos.	Otitis recurrentes. Fracturas del cráneo. Cirugías craneales. Consumo de tóxicos. Meningitis. Encefalitis. Neoplásicas (tumores). Inflamatoria (laberintitis). Exposición prolongada al ruido. Traumatismo acústico.

Fuente: Navarro, P. et al (20)

2.6.2 Clasificación

La hipoacusia puede presentarse en diferentes niveles de gravedad o severidad, así:

Según el grado de pérdida auditiva

El grado de pérdida auditiva se obtiene sumando los decibeles que se encuentran en las frecuencias del lenguaje (500, 1000, 2000 y 4000 Hz) dividido para cuatro, como resultado se genera el promedio total de tonos puros. Además, cada grado diferenciará intervalos específicos. (20)

Siendo así, la hipoacusia leve (21-40 dB), moderada (41-70 dB), severa (71 -90 dB) y profunda (91-120 dB). (20)

Según la localización de la lesión

Hipoacusia conductiva: lesión ubicada en la porción del oído externo y medio ocasionada por problemas de obstrucción o de tipo mecánico.

Hipoacusia neurosensorial: debido a la disfunción localizada en el oído interno, afecta a estructuras como la cóclea o la vía auditiva.

Hipoacusia mixta: conductiva y neurosensorial, indicativo de alteración en las funciones de transmisión y percepción del oído externo e interno.

Hipoacusia central: trastorno de la percepción llevado a cabo en la corteza auditiva, siendo este caso menos frecuente que problemas periféricos. (29)

2.7 Adaptación auditiva infantil en hipoacusias

La adecuación de las ayudas auditivas en niños con hipoacusia proporciona varios beneficios, entre ellos la facultad para mejorar la función de escucha y contrarrestar los efectos negativos como dificultades en la adquisición del lenguaje, comunicación y complicaciones en el desempeño académico. (30)

2.7.1 Audífonos

Aparato electrónico con la facultad de amplificar la señal acústica. Generalmente, en la edad infantil durante el proceso audiprotésico, se evidencian complicaciones en cuanto a la evaluación auditiva y adaptación por el constante desarrollo esquelético del niño, puesto que varía el tamaño del pabellón auditivo, volumen del CAE, entre otros problemas. (31)

2.7.1.1 Componentes del audífono

Dispositivo electroacústico que incluye un controlador de procesador, el volumen que integra un micrófono como transistor del viaje acústico, altavoz para ampliar la recepción de los sonidos y la fuente de energía o también conocida como pila. (31)

2.7.1.2 Funcionamiento del audífono

La acústica percibida por el audífono envía la señal correspondiente para ser procesada y colocada de forma auricular al sistema auditivo, el cual se adapta de manera correctiva al paciente.

Figura 4. Funcionamiento del audífono

Fase	Funciones
Bloque 1	El micrófono convierte la energía acústica en eléctrica, esperando la mayor nitidez de señal, consta de dos tipos: - Micrófonos: transductor de señal acústica a eléctrica.

	- Bobinas: especialmente en uso del teléfono, transforma la energía magnética en eléctrica. Con propósito de adaptarse a la situación.
Bloque 2	El amplificador cumple la función de procesar la señal en frecuencia, ganancia y salida máxima hacia el auricular, siendo posible mediante calibraciones.
Bloque 3	Nuevamente sufre una transducción de energía eléctrica a acústica para que el oído pueda procesar el mensaje perfeccionado.

Fuente: Serra, S. (31)

2.7.1.3 Rendimiento del audífono

Compensa la pérdida sonora con la alternativa de adecuación, mejora la señal receptiva y evita la mayor pérdida espectral del mensaje. (31)

Sistemas limitadores

- **Sistema limitador de potencia de salida:** recorte de uno o ambos extremos de la amplitud de la señal en determinado rango frecuencial.

  Mantiene la amplificación lineal sobre un rango de potencias de entrada con acción inmediata.

  Como desventaja, se produce una distorsión armónica por recorte de la señal. (32)

- **Sistema regulador de ganancia:** modifica la ganancia del audífono de acuerdo a las características cambiantes de entrada o salida de la señal, produciendo una adecuada compresión y nula distorsión. (32)

2.7.1.4 Adaptación protésica

Según CODEPEH (33) y Olleta, I. (34), el problema auditivo infantil debe ser diagnosticado antes de los primeros seis meses con el fin de obtener un diagnóstico precoz confiable que permita instaurar al niño al medio sonoro, sobre todo para propiciar el desarrollo normal del lenguaje. La adaptación protésica infantil abarca una serie de pasos consecutivos como los indicados en el Anexo 1.

2.7.2 Implante coclear

Dispositivo que permite una estimulación eléctrica a las células residuales de la cóclea en niños con déficit auditivo severo o profundo. El implante brinda la capacidad útil de discriminar, identificar y reconocer sonidos verbales o ambientales. (35)

Dicho proceso requiere indemnidad del órgano de Corti, cantidad útil de células ciliadas y adecuada función de las vías acústicas, determinando una sensación auditiva que llegará a la corteza temporal para ser procesada. El procedimiento diagnóstico y quirúrgico será determinado acorde a las peculiaridades del paciente. (33)

2.7.2.1 Estructura del implante coclear

Consta de dos segmentos: uno externo y otro interno.

Parte interna

Compuesto por electrodos, contactos intracocleares, un receptor-estimulador para asegurar el ajuste con la parte superficial que permita el paso de la señal eléctrica a los electrodos y un imán que permita la dirección de las bobinas para un adecuado acoplamiento. (36)

Parte externa

Compuesto de un micrófono, procesador, sistemas de alimentación, bobina transmisora y cables necesarios. (35)

2.7.2.2 Procesamiento del implante coclear

Su función empieza en la recepción de la señal acústica por medio del micrófono para luego ser decodificada por el procesador vocal y convertirlo de señal análoga a digital, inmediatamente pasa al transmisor acoplado percutáneamente por un imán. De esta forma, la energía atraviesa la piel de manera inalámbrica y se comunica con el receptor interno instaurado quirúrgicamente. Finalmente, se activa la secuencia de electrodos, estimulando segmentos específicos en la cóclea. (35), (37)

2.7.2.3 Indicaciones de adaptación del implante coclear

Se distinguirán dos criterios en esta referencia: por la edad (niños) y adaptación unilateral. (37)

Indicaciones de adaptación del implante coclear según la edad

Criterios específicos tales como:

- HNS bilateral (severa-profunda) en las frecuencias del habla a partir de los 6 meses.
- Ausencia o mínimo beneficio con audífonos posterior a un periodo de 3 a 6 meses.
- Involucra a todas las HNS según el período de aparición pre, peri y postlocutiva.

- La relevancia de los estudios de imagen que apoyen la viabilidad de la colocación de los electrodos y la presencia del nervio auditivo.
- Evaluaciones psicológica, pediátrica y neurológica con resultados positivos para el posterior beneficio que supondrá la adaptación. (33)

Indicaciones para la adaptación del implante coclear unilateral

Se considera indicación emergente en la población infantil, quienes son aptos de recibir un implante unilateral, en relación con los resultados preliminares, con el objetivo de instaurar el equipo en ambos lados para adquirir los beneficios de la binauralidad. (3), (37)

Criterios de inclusión para adaptación del implante coclear unilateral

- Niños en edad de 0 – 12 años de edad.
- Hipoacusia unilateral, con las siguientes características:
    Oído con pérdida severa a profunda y prevalencia de poseer la patología inferior a 12 años.
    Oído contralateral con umbrales normales o pérdida mínima. (3), (33)

2.8 Estimulación bimodal auditiva

La binauralidad permite el desempeño del sistema central auditivo en relación con la recepción de la señal acústica en ambos oídos. Esta destreza permite la adquisición de competencias para una mejor discriminación de sonidos al proporcionar un análisis específico espectral de la señal auditiva, obteniendo características especiales como ya se estudió anteriormente. (3), (22)

La estimulación bimodal proporciona la facultad de recepción en ambos oídos:

- El oído con implante coclear proporciona la estimulación eléctrica.
- El oído adaptado audioprotésicamente adquiere la estimulación acústica. (3)

2.8.1 Indicaciones para la adaptación del sistema binaural auditivo

Para la selección de pacientes se posee varios criterios audiológicos.

Criterios para la adaptación bimodal

- HNS severo-profunda en un oído y en su contralateral de moderada a severa, la colocación del IC se realizará en el lado auditivo con los umbrales más altos.

- En caso de incertidumbre sobre la viabilidad de la implantación en un oído con pérdida de severo a profunda, se justifica el efecto de la ejecución de pruebas funcionales (potenciales evocados corticales), a fin de obtener resultados del grado de plasticidad y función de las áreas corticales auditivas. (3), (37)

2.9 Fundamentacion legal

Para el presente trabajo de titulación, se tomó en cuenta los artículos de la Convención Internacional sobre los Derechos de las Personas con Discapacidad, Código de la niñez y adolescencia y Constitución de la República del Ecuador,

Según la CRDP (38) como orgnanización encargada a proteger los derechos y la dignidad de las personas con discapacidad, en la sección Niños y niñas con discapacidad en el numeral 1, se menciona en referencia al Art. 7.- «Los Estados Partes tomarán todas las medidas necesarias para asegurar que todos los niños y las niñas con discapacidad gocen plenamente de todos los derechos humanos y libertades fundamentales en igualdad de condiciones con los demás niños y niñas» (pág. 9)

De acuerdo con el Código de la Niñez y Adolescencia (39), en el Capítulo II, Derechos de Supervivencia, menciona en el Art. 26.- Derecho a una vida digna «Los niños, niñas y adolescentes tienen derecho a una vida digna, que les permita disfrutar de las condiciones socioeconómicas necesarias para su desarrollo integral» (pág. 5)

En cuanto a la Constitución Nacional del Ecuador (40) en el Capítulo tercero, Derechos de las personas y grupos de atención prioritaria, Sección sexta, Personas con Discapacidad, menciona en el Art. 47.- «El Estado garantizará políticas de prevención de las discapacidades y, de manera conjunta con la sociedad y la familia, procurará la equiparación de oportunidades para las personas con discapacidad y su integración social» (pág. 25)

CAPÍTULO III

METODOLOGÍA

3.1 Tipo de investigación

Investigación bibliográfica: se realizó mediante la búsqueda de fuentes primarias y secundarias de información sobre los beneficios de la estimulación bimodal auditiva frente al uso monoaural de implante coclear en niños con hipoacusias asimétricas. Los artículos científicos fueron escogidos según los objetivos planteados en la investigación y de esta manera, disponer de información específica para elaborar la discusión y conclusiones respectivas.

Investigación exploratoria: se recopiló información seleccionada para sustentar el estudio y así brindar conocimiento de investigaciones preliminares, ya que amerita en la actualidad por ser un tema poco estudiado. Por ello, se utilizó artículos de investigación científica y libros que abordaron la temática, las cuales permitieron la indagación de la patología en población infantil.

Investigación explicativa: se exponen que beneficios brinda la estimulación bimodal auditiva en niños con hipoacusias asimétricas, considerada en la actualidad como una estrategia eficaz complementaria a la intervención en terapia de lenguaje. Los resultados de la investigación permitieron obtener conclusiones acordes a los objetivos planteados.

El trabajo de investigación bibliográfico se basó en la recopilación de información de fuentes primarias y secundarias como libros, artículos científicos, repositorios de tesis universitarios, bases de datos como Pubmed, Sciencedirect, además de organismos especializados en audición y lenguaje como la ASHA. Permitiendo la indagación y descripción de cada concepto, además, de facilitar el análisis profundo de la temática planteada.

3.2 Criterios de inclusión y exclusión

Criterios de inclusión:

- Investigaciones en población infantil con hipoacusias asimétricas.
- Investigaciones en niños con hipoacusias asimétricas que recibieron adaptación con implante coclear y audífono en un periodo no superior a 5 años.
- Artículos publicados desde el año 2012 hasta la actualidad.

Criterios de exclusión:

- Resultados sobre adaptación bimodal auditiva publicados en investigaciones de revistas no indexadas o cuyos autores no se identifiquen claramente.
- Población de niños con hipoacusias asimétricas y otras comorbilidades como alteraciones neuromotoras o síndromes que cursen con déficit auditivo, incluidas como materiales en las investigaciones.

3.3 Limitaciones

- Poca información sobre los beneficios de la estimulación bimodal auditiva frente al uso monoaural de implante coclear en niños con hipoacusias asimétricas.
- Limitada referencia sobre el costo-beneficio de la estimulación bimodal auditiva, pese a ser considerada como indicación emergente.
- Información no confiable acerca de los beneficios de la estimulación bimodal auditiva en niños, según el rango de edad inferior a tres años.

3.4 Recursos humanos

- Autor de la investigación.
- Tutora académica.

3.5 Materiales

- Hojas de papel bond.
- Carpetas.

3.6 Tecnológicos

- Internet.
- Impresora.
- Laptop.

3.7 Económicos

Se tomó en cuenta los costos de materiales tecnológicos y de trabajo, mismos que se exponen en el Anexo 2.

3.8 Consideraciones éticas

Para el desarrollo de la presente investigación se consideraron las normas bioéticas referentes a la "Guía para Viabilidad Ética de los Proyecto de Investigación en la Universidad Central del Ecuador". Se enfatizan los siguientes principios:

Solidaridad y cooperación. - Con el objetivo que el estudio pueda brindar sustento teórico al tema explícito, el cual facilitará a la comunidad acceder a la información por medio de los repositorios universitarios. (41)

Igual, justicia y equidad. - Del mismo modo, en la investigación se hace evidente la consideración bioética de "justicia", ya que los autores han sido debidamente citados proporcionando el mérito correspondiente a los estudios que han sido necesarios para elaborar del presente trabajo de titulación. (41)

Por último, se descarta conflictos de interés en la elaboración del trabajo investigativo, el objetivo fue exhibir los beneficios de la estimulación bimodal auditiva en poblaciones con hipoacusias asimétricas, que por muestras poco numerosas no ha sido de gran interés para profundizar su estudio. Asimismo, se enfatiza la importancia de la población infantil y sus repercusiones auditivas en el desarrollo lingüístico.

CAPÍTULO IV

DISCUSIÓN

La hipoacusia asimétrica ha sido considerada de poco interés, creyéndose que los restos auditivos del oído contralateral pueden compensar la entrada acústica del mensaje. Del mismo modo, se pensaba de la pérdida unilateral o mínima. Sin embargo, investigaciones expuestas en años recientes demuestran la repercusión de ésta, al afectar especialmente a la población infantil, determinando un retraso o problema en el desarrollo lingüístico por la recepción difusa de la señal auditiva.

Referente a la problemática Dincer, H. et al (42) en su investigación realizada en 2015, enfatizaron los beneficios de la estimulación bimodal auditiva por el efecto de silenciamiento binaural (BSQ) y efecto sombra de la cabeza (HSE) para una población de 19 niños, en tres condiciones distintas. La condición A con ambos dispositivos encendidos y ruido de fondo en el audífono, la B el IC encendido y el audífono apagado con ruido de fondo y la C el IC encendido con ruido de fondo y audífono apagado. Se evaluó la percepción de los fonemas /a/-/i/-/u/ reproducidos frente a cada niño y sus condiciones específicas por medio de un software, realizando el cálculo por fonema, 3 fonemas por 4 veces aleatoriamente, siendo 12 el puntaje máximo. Los puntajes obtenidos son: 9.84 (82%), 8.42 (70.2%) y 6.37 (53.1%) para las condiciones A, B y C respectivamente. En la misma línea, Lotfi, Y. et al (43) en su estudio del año 2020, establece mejor recepción del habla causada por las características binaurales tales como; HSE, BSQ y sumación binaural (BSU) a diferencia del desempeño mediante del uso exclusivo del IC en un oído. Sumado a lo anterior, Aguirre, L. et al (17) analiza una población de 20 niños, evaluados en dos condiciones: bimodal y uso del implante coclear en un oído. Los resultados demuestran que el grupo bimodal requiere estímulo auditivo menor para la percepción del estímulo en frecuencias de 125 a 8 kHz. En comparación a los estudios presentados se concluye que tanto Dincer, Lotfi y Aguirre, afirman un efecto positivo por la adaptación bimodal auditiva, obteniendo así características de binauralidad ya mencionadas y proporcionando una mejora en la recepción de la señal acústica en diferentes condiciones de ruido.

García, V. (44) en su tesis doctoral corrobora los beneficios de la percepción lingüística en una población bimodal de 31 niños, mediante una lista de bisílabos utilizando el test de Shapiro, en el que ningún resultado superó los valores de p=0,05 rechazando la hipótesis nula. Cabe recalcar que dicho análisis se realizó en edades de dos a tres años tras la implantación, para al quinto y sexto año luego de la implantación los datos sugieren diferencias favorables. En la misma línea, Aguirre, L. et al (4) indican que existe una ganancia de umbrales auditivos a lo largo del tiempo en una población media de tres años. Se realizó el análisis con el test de Pearson para observar si existía relación antes y después de la adaptación del IC y audífono, correlación que no supera a r=0.6, dichos resultados pueden ser afectados por la edad. En este sentido Aaron, C. et al (9) expone la importancia de adquirir la sensibilidad fonémica como criterio para predecir medidas de lenguaje. El mismo que fue obtenido mediante la técnica estadística de regresión lineal considerada para evaluar y predecir la constante de una variable. En relación a los estudios realizados entre García, Aguirre y Aaron, afirman beneficios en la mejora de recepción de los sonidos del habla, que, si bien lo demuestran las investigaciones, sucede en un período mayor a tres años considerando como factor a la edad, pues son resultados inferiores no fiables. Además, Aaron mencionan la importancia de la conciencia fonémica para el desarrollo del lenguaje y tareas lingüísticas como la lectura y escritura.

Finalmente, el presente trabajo bibliográfico coincidió con cada estudio expuesto en referencia a los beneficios de la estimulación bimodal auditiva, pues otorgó siempre una respuesta favorable para las distintas pruebas, instaurando nuevamente las características binaurales de HSE, BSU y BSQ como necesarias para la mejora de la recepción y procesamiento de la señal acústica. Así mismo, permiten una reducción de los umbrales y una discriminación adecuada del mensaje en diferentes condiciones, ya que como se demostró en la última investigación de Aaron, la correcta percepción de los fonemas repercutirá en un desarrollo eficaz de la vía auditiva, determinando un adecuado progreso de tareas lingüísticas en niños.

CONCLUSIONES

Una vez realizado el trabajo investigativo bibliográfico de los beneficios de la estimulación bimodal auditiva frente al uso monoaural del implante coclear en niños con hipoacusias asimétricas, se concluye lo siguiente:

Las características binaurales se logran mediante la estimulación bimodal auditiva como el efecto sombra de la cabeza (HSE), el efecto del silenciamiento binaural (BSQ) y la sumación binaural (BSU), las cuales permiten obtener mejores resultados a diferencia del uso exclusivo del implante coclear en un oído. Demostrando así la importancia de la audición binaural en el niño, pues potencia las habilidades de localización de la fuente sonora, genera mayor rendimiento auditivo frente a señales acústicas competitivas y eleva la comprensión del lenguaje en ambientes ruidosos, muy comunes en espacios escolares.

La discriminación auditiva verbal permite mejores resultados mediante el uso de la estimulación bimodal auditiva a diferencia del uso exclusivo del implante coclear en un oído. Del mismo modo, se concibe dicho beneficio para el desarrollo de la conciencia fonémica, considerándose criterio predictor de problemas en las tareas lingüísticas como la lectura y escritura.

Los beneficios de la estimulación bimodal auditiva son mejores frente al uso monoaural del implante coclear, pues el uso combinado de los dos dispositivos permiten potenciar la percepción y discriminación de los sonidos del habla en condiciones de señales acústicas competitivas y/o degradadas, además generan unas condiciones de escucha funcionales muy parecidas a la audición normal, esto permitirá un adecuado desarrollo lingüístico y mejores condiciones familiares, sociales, escolares y posteriormente laborales.

BIBLIOGRAFÍA

1. Serra, S., Brizuela, M., Baydas, L., Miranda, A. Manual de la audición. Capítulo 1 Audición, Editorial Brujas, ISBN 978-987-760-155-8 págs 11-30, 2018 Córdoba-Argentina 2018.
Disponible en: Manual de la audición (2a ed.) (digitaliapublishing.com)

2. Kornak, J. FDA approves cochlear implants for single sided deafness, asymetric hearing loss. Quito. [Internet]. [citado 20 de febrero de 2021]. Disponible en: https://n9.cl/71g4

3. Manrique, M., Sánchez, I., Lassaletta, L., Espinoza, J. Guía clínica sobre implantes cocleares. Revista Acta Otorrinolaringológica Española. Volumen 70, número 1, febrero 2019. Pag 47-54 Disponible en: https://doi.org/10.1016/j.otorri.2017.10.007

4. Alcazar, G., Vaca, M. Sonido: antes de presionar REC. Capítulo 1 Sonido, Editorial BRUJAS, ISBN 978-987-591-609-8 págs 23-57, 2015 Buenos Aires. Disponible en: https://digitalia.puce.elogim.com/fulltext

5. Messersmith, J., Entwisle, L., Warren, S. Clinical practice guidelines. Journal American Academy of Audiology. Volumen 30, número 30, diciembre 2019. Pág 15-32 Disponible en: Clinical Practice Guidelines: Cochlear Implants - PubMed (nih.gov)

6. Organización mundial de la salud (OMS), Sordera y pérdida de la audición. Quito. [Internet]. [citado 20 de enero de 2021]. Disponible en: https://n9.cl/dnpjs

7. Núñez, F., Jáudenes, C., Sequí, J., Vivanco, A., Zubicaray, J. Diagnóstico y tratamiento precoz de la hipoacusia unilateral o asimétrica en la infacia: recomendaciones CODEPEH 2017. Revista FIAPAS. Volumen 1, número 163, diciembre 2017. Pág 5-10 Disponible en: https://n9.cl/704j4

8. Ibánez, J., Muro, B. Estimulación de la vía auditiva: materiales. Revista nacional e internacional de educacion inclusiva. Volumen 8, número 1, febrero 2015. Pág 137-147 Disponible en: https://acortar.link/Ukq8z

9. Aaron, C., Lowenstein, J., Nittrouer, S. Early Bimodal Stimulation Benefits Language Adquisition for Children with cochlear implants. Journal PMC. Volumen 37, número 1, enero 2017. Pág 24-30 DOI: 10.1097/MAO.0000000000000871

10. Poveda Sanchez Tamia y Zevallos Polo Diana. Implante coclear en niños de 3-5 años: Manual de estimulación de lenguaje oral para docentes, [Tesis pregrado, internet] [Quito] Repositorio Universidad de las Américas 2021 [citado 15 enero 2021] págs. 57, 60 Disponible en: http://dspace.udla.edu.ec/handle/33000/8841

11. Ipiales Matango Dora y Narváez M. La discriminación auditiva y su incidencia en el proceso de lectura de los niños/as de 4 a 5 años del centro de educación inicial "Rafael Suárez", de la ciudad de Ibarra, provincia de Imbabura, año lectivo 2013 – 2014, [Tesis pregrado, internet] [Ibarra] Repositorio Universidad Técnica del Norte [citado 16 enero 2021] págs. 73,75 Disponible en: http://repositorio.utn.edu.ec/handle/123456789/4439

12. Consejo Nacional para la Igualdad de Discapacidades (CONADIS). Quito. [Internet]. [citado 25 de noviembre de 2020]. Disponible en: https://www.consejodiscapacidades.gob.ec/estadisticas-de-discapacidad/

13. Marsella, P., Giannantonio, S., Scorpecci, A., Pianese, F., Micardi, M., Resca, A. Role of bimodal stimulation for auditory-perceptual skills development in children with a unilateral cochlear implant. Journal Otorhinolaryngologica Italica. Volumen 25, número 6, diciembre 2015. Pág 443-444 DOI: 10.14639/0392-100X-617

14. Sanhueza, I., Rodríguez, M. Estimulación bimodal. Implante coclear en hipoacusias asimétricas, [Tesis pregrado, internet] [Navarra] Repositorio Universidad de Navarra-España [citado 16 enero 2021] págs. 45-50 Disponible en: https://dialnet.unirioja.es/servlet/tesis?codigo=246436

15. Wook, S., Young, M., Suk, L. Criteria for selecting an optimal device for the contralateral ear of children with a unilateral cochlear implant. Journal Audiology and Neurology. Volumen 20, número 5, agosto 2015. Pág 314-321 DOI: 10.1159/000433509

16. Nafría, C. Los implantes auditivos en sorderas asimétrica y unilaterales. Los implantes auditivos en sorderas asimétrica y unilaterales. Revista Oímos. Volumen 9, número 18, marzo 2018. Pág 5-38 Disponible en: https://acortar.link/hejXY

17. Aguirre, L., Mata, M., Arias, M., Gutiérrez, F., Reyes, A., Verduzco, A., Tirado, E. Ganancia auditiva con adaptación binaural-bimodal en pacientes implantados. Revista de investigación clínica. Volumen 66, número 3, junio 2014. Pág 240-246 Disponible en: https://acortar.link/JXUuT

18. Conti, M., Fernández, F. Manual de logopedia. Capítulo 3 Sistema auditivo: Bases anatómicas y funcionales, Editorial MASSON, ISBN 9788445825082 págs 55-59, 2014 Barcelona.

19. Betancourt, A., Dalmau, J. Audiología-Ponencia Oficial de la Sociedad Española de Otorrinolaringología y Patología cérvico-facial. Capítulo 1 Anatomía funcional del oído externo y medio, Editorial CYAN Proyectos editoriales, ISBN 978-84-8198-905-2 págs

14-22, 2014 Madrid. Disponible en: Ponencia oficial: Audiología (2014) – SEORL-CCC

20. Navarro, P., Aguilera, R., Gassó, C. Manual de Otorrinolaringología Infantil, Editorial ELSEVIER, ISBN 978-84-8086-905-8 págs 8-129, 2012 Murcia.

21. Betancourt, A., Dalmau, J. Audiología-Ponencia Oficial de la Sociedad Española de Otorrinolaringología y Patología cérvico-facial. Capítulo 2 Anatomía funcional del oído interno y vía auditiva, Editorial CYAN Proyectos editoriales, ISBN 978-84-8198-905-2 págs 25-30, 2014 Madrid.

22. Piedrahita, M., Serpa, L. Desorden del procesamiento auditivo central y lenguaje, Editorial Universidad del Rosario, ISBN 978-958-738-232-7 págs 1-25, 2011 Bogotá. Disponible en: https://n9.cl/ps4dq

23. Diéguez, F., Peña-Casanova, J. Cerebro y Lenguaje: sintomatología neurolingüística, Editorial Médica Panamericana, ISBN 978-84-9835-441-6 págs 13-25, 2011 Madrid.

24. Serra, S., Brizuela, M., Serra, M. Audición y voz: Interpretaciones fonoaudiológicas. Capítulo 2 Audición y lenguaje en fonoaudiología, Editorial BRUJAS, ISBN 978-987-591-530-5 págs 41-70, 2014 Córdoba. Disponible en: https://n9.cl/vg0yd

25. Manrique, M., Huarte, A. Audiología-Ponencia Oficial de la Sociedad Española de Otorrinolaringología y Patología cérvico-facial. Capítulo 4 Desarrollo evolutivo de la audición y el lenguaje, Editorial CYAN Proyectos editoriales, ISBN 978-84-8198-905-2 págs 61-65, 2014 Madrid.

26. Lekue, A., Lassaletta, L., Gavilán, J. Audiología-Ponencia Oficial de la Sociedad Española de Otorrinolaringología y Patología cérvico-facial. Capítulo 15 Evaluación auditiva del oído único, Editorial CYAN Proyectos editoriales, ISBN 978-84-8198-905-2 págs 295-297, 2014 Madrid.

27. Medwetsky, L. Spoken Language Processing Model: Bridging Auditory and Language Processing to Guide Assessment and Intervention. Journal Ashawire. Volumen 42, número 3, mayo 2011. Pág 286-293 Disponible en: https://n9.cl/x72b

28. Richard, G. Auditoy Processing Disorders. Chapter 8 Auditory versus auditory processing, Editorial PLURAL, ISBN 9781944883416 págs 295-297, 2019 San Diego. Disponible en: https://n9.cl/uacw

29. Asociación de Padres y Amigos de Deficientes Auditivos de Asturias (APADA-ASTURIAS). Guía de recusrso de la discapacidad auditiva. [Internet]. [citado 17 de enero de 2021]. 27-33 p. Disponible en: https://n9.cl/6ph1

30. Serra, S. Manual de la audición. Capítulo 19 Selección de audífonos, Editorial Brujas, ISBN 978-987-760-155-8 págs 227-231, 2018 Córdoba-Argentina 2018.

31. Silva, M. Manual de Otorrinolaringología. Capítulo 11 Ayudas auditivas, Editorial Universidad de Chile, págs 83-87, Santiago de Chile 2017. Disponible en: https://n9.cl/0vyv9

32. Serra, S. Manual de la audición. Capítulo 18 Ayudas auditivas, Editorial Brujas, ISBN 978-987-760-155-8 págs 217-226, 2018 Córdoba-Argentina 2018.

33. Núñez, F., Jáudanes, C., Sequi, J., Allende, A., Ugartechce, J., Lascarro, I. Actualización de los programas de detección precoz de la sordera infantil: recomendaciones CODEPEH 2019 (Niveles 2, 3 y 4: diagnóstico, tratamiento y seguimiento). Revista Española de Discapacidad. Volumen 8, número 1, febrero 2015. Pág 219-246 Disponible en: https://n9.cl/34or

34. X Congreso de la Asociación Española de Audiología. Adaptación protésica infantil de 0-3 años. [Internet]. [citado 1 de fenbrero de 2021]. 45-54 p. Disponible en: Adaptación-Protésica-Infantil.Isabel-Olleta-Lascarro.pdf (centroisabelolleta.com)

35. Nieva, G. Manual de la audición. Capítulo 16 Soluciones tecnológicas en audiología, Editorial Brujas, ISBN 978-987-760-155-8 págs 200-210, 2018 Córdoba-Argentina 2018.

36. Gorospe, J., Muñoz, C., Garrido, M. Audiología-Ponencia Oficial de la Sociedad Española de Otorrinolaringología y Patología cérvico-facial. Capítulo 16 Implantes cocleares, Editorial CYAN Proyectos editoriales, ISBN 978-84-8198-905-2 págs 323-326, 2014 Madrid.

37. Gonzáles, A. Guia de intervencion logopedica en las deficicencias auditivas, Eitorial SINTESIS, ISBN 978-84-995862-9-8 págs 16-102, 2012 Madrid. Disponible en: https://n9.cl/xzmur

38. Convención Internacional sobre los Derechos de las Personas con Discapacidad.Niños y niñas con discapacidad. [Internet]. [citado 10 de fenbrero de 2021]. Disponible en: https://www.un.org/esa/socdev/enable/documents/tccconvs.pdf

39. Código de la Niñez y Adolescencia. Derechos de supervivencia. [Internet]. [citado 10 de fenbrero de 2021]. Disponible en: https://biblioteca.defensoria.gob.ec/bitstream/37000/2725/1/C%C3%B3digo%20de%20la%20Ni%C3%B1ez%20y%20Adolescencia.pdf

40. Constitución de la República del Ecuador. Derechos de las personas y grupos de atención prioritaria. [Internet]. [citado 10 de fenbrero de 2021]. Disponible en:

https://www.ambiente.gob.ec/wp-content/uploads/downloads/2018/09/Constitucion-de-la-Republica-del-Ecuador.pdf

41. Guía para Viabilidad Ética de los Proyecto de Investigación en la Universidad Central del Ecuador. Normas derivadas de los principios bioéticos. [Internet]. [citado 10 de fenbrero de 2021]. Disponible en: https://docs.google.com/document/d/19WxF615p3igb_9z2tN9Tc-WRcs761p7sj5_CB-o2fZQ/edit

42. Dincer, H., SennAroglu, G., Yucel, E., Belgin, A., Mancini, P. Binaural squelch and head shadow effects in children with unilateral cochlear implants and contralateral hearing aids. Acta Otorhinolaryngologica Italica. Volumen 35, número 5, octubre 2015. Pág 343-348 DOI: 10.14639/0392-100X-497

43. Lofti, Y., Hasanalifard, M., Moossavi, A., Bakhshi, E., Ajaloueyan, M. Binaural hearing advantages for children with bimodal fitting. Journal of Pediatric Otorhinolaryngology. Volumen 122, junio 2019. Pág 58-63 Disponible en: https://n9.cl/l2v0b

44. García Escorihuela Vicente y Algarra Marco. Implantación coclear bilateral en niños. Comprativa con la implantación unilateral y la estimulación bimodal, [Tesis doctoral, internet] [Valencia] Repositorio Universidad de Valencia [citado 26 enero 2021] págs. 147,149 Disponible en: Implantación coclear bilateral en niños. Comparativa con la implantación unilateral y la estimulación bimodal (uv.es)

ANEXOS

Anexo 1. Adaptación protésica infantil

Pasos	Características
Recopilación de información	Análisis de los datos recolectados por el equipo multidisciplinario. Se analiza los factores prenatales y herencia genética. Además, de la determinación de patologías asociadas a la hipoacusia.
Estimulación auditiva pre-adaptación	La estimulación auditiva es necesaria, ya que: - Permite al bebe/niño tener función todos los días las 24hrs, a lo contrario de un niño sordo. - Fácil evaluación auditiva por experiencia mediante la estimulación. - Favorece al periodo crítico de plasticidad cerebral.

Valoración auditiva	Entre las pruebas indispensables y factibles de acuerdo a la edad:
	- Timpanometría: provee resultados del estado del CAE, MT y oído medio.
	- Audiometría: proporciona umbrales auditivos, según la edad es posible la realización de diversas audiometrías, como:
	  - Audiometría conductual de 0 – 4 meses.
	  - Audiometría de refuerzo vocal de 5 – 24 meses.
	  - Audiometría de juego condicionante de 24 – 48 meses.
	  - Audiometría tonal liminal a partir de los 3 años.
	- Logoaudiometría: única que provee resultados a partir de la detección periferia hasta el nivel de discriminación verbal.

Adaptación protésica	Luego de obtenido los umbrales se procede con la adaptación, en base a tres criterios: - Selección de audífono: juicio en mayor parte realizada por el profesional y familia, acerca de la utilidad y seguridad del audífono. - Ajuste del audífono: consiste en adaptar los umbrales electroacústicos del audífono para el paciente. - Validación del audífono: realizado mediante cuestionarios.
Valoración logopédica y validación continuada	Gracias a la ayuda auditiva se procede a un incremento lingüístico, cognitivo y motor, por lo que amerita el seguimiento continuo, con el afán de conocer las áreas que necesitan estimulación.

Fuente: Carreño, F. et al (33); Olleta, I. (34); CODEPEH (7)

Anexo 2. Presupuesto

1. Recursos humanos	Cantidad	Costo unitario	Costo total
Tutora	1	$ 0,00	$ 0,00
Investigador	1	$ 0,00	$ 0,00
Total			$ 0,00
2. Recursos materiales y tecnológicos			
Resma de papel bond	1	$ 4,00	$ 4,00
Impresiones	100	$ 0,10	$ 10,00
Capetas	2	$ 0,70	$ 1,40
CDs	2	$ 1,00	$ 2,00
Empastado	1	$ 5,00	$ 5,00
Internet	6	$ 23,00	$ 138,00
Total			$ 160,40
Resumen		Valor	
Subtotal de recursos humanos		$ 0,00	
Subtotal de materiales y tecnológicos		$ 160,40	
Total		$ 160,40	

Anexo 3. Cronogramas de actividades

Cronograma de actividades.

Objetivo General. - Establecer los beneficios de la estimulación bimodal auditiva frente al uso monoaural de implante coclear en niños con hipoacusias asimétricas.

Objetivos específicos	Actividades	Producto	Mes 1				Mes 2				Mes 3				Mes 4				Mes 5				Mes 6			
			1	2	3	4	1	2	3	4	1	2	3	4	1	2	3	4	1	2	3	4	1	2	3	4
Analizar las características binaurales que desarrollan los niños con estimulación bimodal frente al uso monoaural del implante coclear.	Presentación del tema.	Selección idónea de libros e investigaciones actuales, para el desarrollo del capítulo I y II.		X	X	X																				
	Aprobación del tema.						X	X	X																	
	Indicaciones generales.									X																
	Búsqueda bibliográfica.										X	X	X													
	Páginas preliminares.														X	X										
	Marco referencial.																	X								
	Fundamentación legal.	Revisión de reglamentos actuales que sustente el marco legal y la selección de investigaciones que permitan la elaboración del capítulo III y IV.																	X							
	Metodología.																		X							
Determinar la destreza en discriminación auditiva verbal en niños con estimulación bimodal auditiva frente al uso monoaural del implante coclear.	Consideraciones éticas.																			X						
	Discusión.																				X					
	Conclusiones.																					X				
	Bibliografía.	Colocación del formato Vancouver y estructuración esquemática de la tesis.																					X			
	Anexos.																						X			
	Entrega trabajo final.																							X		
	Aprobación del comité lector.																							X		
	Defensa de tesis.																									X

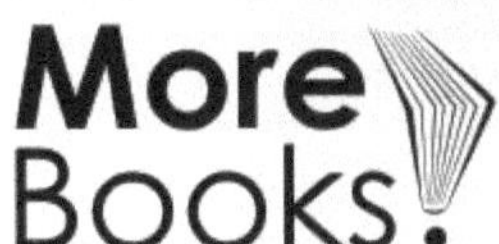

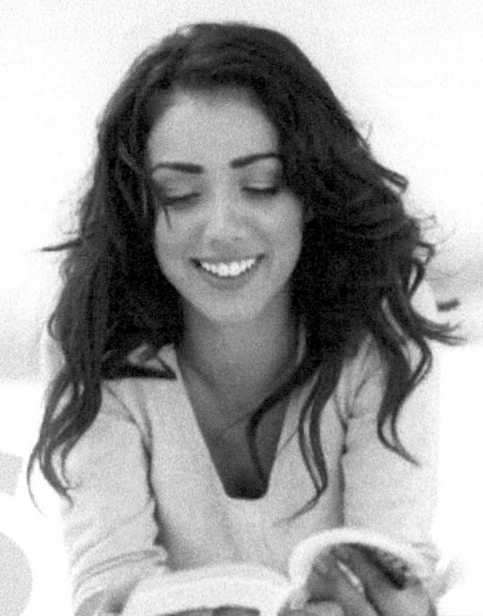

Buy your books fast and straightforward online - at one of world's fastest growing online book stores! Environmentally sound due to Print-on-Demand technologies.

Buy your books online at
www.morebooks.shop

¡Compre sus libros rápido y directo en internet, en una de las librerías en línea con mayor crecimiento en el mundo! Producción que protege el medio ambiente a través de las tecnologías de impresión bajo demanda.

Compre sus libros online en
www.morebooks.shop

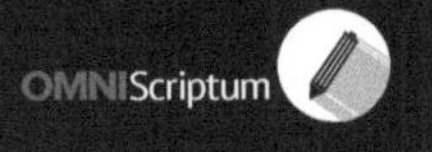

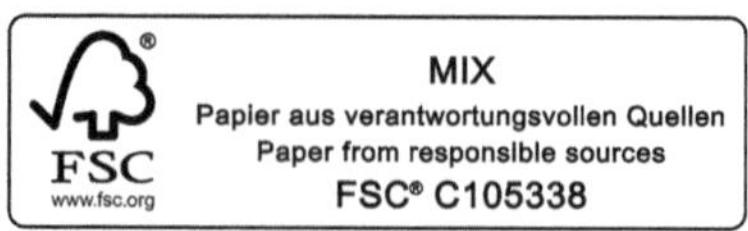

Printed by Books on Demand GmbH, Norderstedt / Germany